ALOPECIA
y caída del pelo

La Solución 100% Natural para la Pérdida de Pelo en Hombres y Mujeres

Alex G.O.

Copyright © 2024 Alex G.O.

All rights reserved

ISBN: 9798301248146

Ninguna parte de esta publicación puede ser reproducida, almacenada o transmitida en ninguna forma ni por ningún medio, ya sea electrónico, mecánico, fotocopiado, grabación, escaneo u otros, sin el permiso por escrito del editor. Es ilegal copiar este libro, publicarlo en un sitio web o distribuirlo por cualquier otro medio sin autorización.

Primera edición.

CONTENTS

ALOPECIA

Comprendiendo la Alopecia: El Impacto de la Pérdida de Cabello en Todo el Mundo — 1

La Ciencia de la Caída del Cabello: Genética, Hormonas y Más — 4

El Rol del Estilo de Vida y el Estrés en la Salud Capilar — 7

Tratamientos Tradicionales: Pros, Contras y Alternativas — 11

El Poder de la Naturaleza: Tratamientos Naturales para Combatir la Alopecia — 15

Rutinas y Prácticas de Autocuidado para un Cabello Saludable — 28

Historias de Éxito: Casos Reales de Recuperación Capilar — 37

Guía de Mantenimiento a Largo Plazo para un Cabello Saludable — 39

REFERENCIAS BIBLIOGRÁFICAS — 44

COMPRENDIENDO LA ALOPECIA: EL IMPACTO DE LA PÉRDIDA DE CABELLO EN TODO EL MUNDO

La alopecia es un término médico que describe la pérdida de cabello, un problema que afecta a millones de personas alrededor del mundo. Aunque es más comúnmente asociada con los hombres, la alopecia también es un desafío importante para las mujeres. Es un problema global muy serio, que puede surgir por multitud de razones, y sus efectos van mucho más allá de lo físico, afectando también la autoestima y la confianza, sobre todo en personas jóvenes quienes pueden experimentar angustia, depresión o aislamiento social debido a su condición.

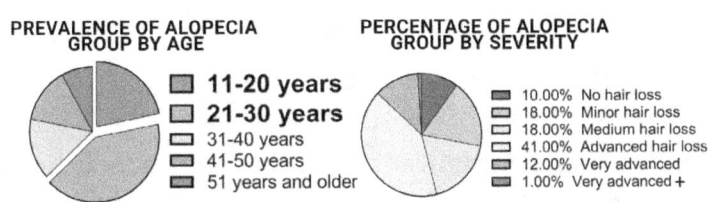

La alopecia que vamos a tratar en este libro es

la forma más conocida de alopecia, la alopecia androgenética, causante del 95% de todos los casos de alopecia masculina y alrededor de 60% en los casos de alopecia femenina. Es decir, la mayoría de los hombres con pérdida de cabello tienen este tipo de alopecia . Este tipo de pérdida de cabello está relacionado con factores hormonales y genéticos. En los hombres, suele comenzar alrededor de los 20 años y progresa con el tiempo, afectando a aproximadamente el 40% de los hombres entre 18 y 39 años y elevándose a un asombroso 95% en hombres mayores de 70 años. En las mujeres, la alopecia es menos visible y se presenta de manera más difusa, lo que puede dificultar su diagnóstico temprano, aunque se estima que alrededor del 12% de las mujeres mayores de 70 años sufren de pérdida de cabello, y hasta el 50% de las mujeres experimentarán algún tipo de alopecia en su vida.

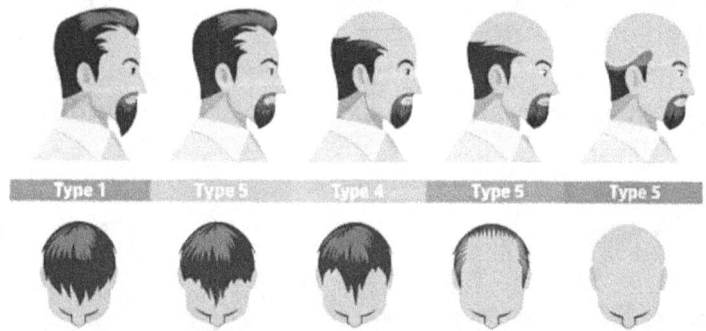

Como hemos comentado la alopecia es la condición más extendida en el mundo y que a su vez genera otro tipo de patologías derivadas ya que no solo tiene consecuencias físicas, sino también emocionales.

La caída del cabello puede afectar profundamente la autoestima, especialmente en una sociedad donde el cabello es considerado una parte esencial de nuestra imagen; tanto para nosotros como, estadísticamente, para la búsqueda de pareja. Sin embargo, la buena noticia es que hay soluciones naturales y efectivas que pueden ayudar a prevenir y tratar la alopecia, recuperando no solo el cabello, sino también la confianza en uno mismo.

A lo largo de este libro te voy a descubrir las opciones naturales que van a transformar radicalmente tu salud capilar de manera segura y accesible, ofreciendo esperanza y soluciones prácticas para que dejes de sufrir este problema. No importa si eres hombre o mujer, si te preocupa la caída del cabello o si ya estás lidiando con ella: en las próximas páginas voy a enseñarte herramientas y consejos que van a ayudarte a recuperar el control absoluto de tu salud capilar de manera totalmente natural.

LA CIENCIA DE LA CAÍDA DEL CABELLO: GENÉTICA, HORMONAS Y MÁS

La caída del cabello es algo que todos enfrentamos en algún momento de nuestras vidas, pero entender por qué ocurre es clave para abordar el problema de manera efectiva. En este capítulo, quiero compartir contigo los fundamentos científicos detrás de la alopecia y la caída del pelo, para que puedas entender mejor cómo afecta a tu cuerpo y, lo más importante, cómo puedes abordarlo de forma natural.

Recuerda: Lo importante no es poner una solución, lo verdaderamente importante es entender el problema y conseguir forjar un "porqué" sólido que te permita ser plenamente consciente de lo que debes hacer para conseguir el cambio que deseas: Que tus ganas de cambiar sean más fuertes que las ganas de quedarte donde estás.

Primero, es esencial hablar de la genética, ya que juega un papel fundamental en la caída del cabello. La alopecia androgenética, o calvicie común, es el tipo más frecuente tanto en hombres como en mujeres. Si tienes antecedentes familiares de pérdida de cabello, es probable que heredes esta predisposición, que no es más que la información genética que se transmite de generación en generación y puede hacer que los folículos pilosos se hagan más pequeños con el paso del tiempo, lo que produce un cabello más fino y menos denso.

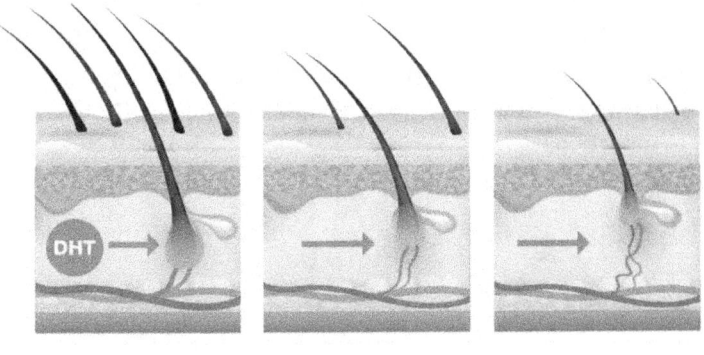

TERMINAL HAIR   HAIR FOLLICLE SHRINKS   SHORTENING & THINNING

Pero no solo la genética tiene la culpa. Las hormonas también tienen un impacto importante, especialmente en la alopecia masculina y femenina. En los hombres, la dihidrotestosterona (DHT), una hormona derivada de la testosterona, es la principal responsable de la miniaturización de los folículos pilosos. En las mujeres, el desequilibrio hormonal relacionado con el ciclo menstrual, el embarazo o la menopausia puede desencadenar la caída del cabello. La fluctuación hormonal afecta el ciclo natural de crecimiento del cabello, llevando a su debilitamiento y caída.

En los próximos capítulos, exploraremos cómo puedes utilizar tanto técnicas como productos naturales para frenar y revertir la caída del cabello, actuando en el foco del problema y basados en los mismos principios que te acabo de explicar de manera lo suficientemente directa para que sepas los principales orígenes del problema y no tengas que leerte un libro de 300 páginas para ponerle fin a un remedio relativamente sencillo de solucionar si mantienes en el tiempo las soluciones adecuadas adaptando una sencillas rutinas a tu dia a dia.

EL ROL DEL ESTILO DE VIDA Y EL ESTRÉS EN LA SALUD CAPILAR

Además de la genética y las hormonas, factores como el estrés, la alimentación, el cuidado capilar e incluso el medio ambiente también juegan un papel crucial. Estos factores pueden alterar el equilibrio natural de tu cuero cabelludo, acelerando la caída del cabello o causando un adelgazamiento excesivo.

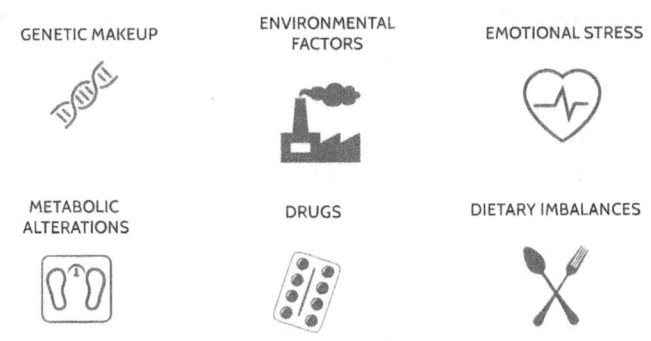

Comprender estos factores es el primer paso para tomar control de tu salud capilar para saber qué agentes están actuando de manera negativa y cuales son las áreas en las que tenemos total control para propiciar los cambios.

El estrés es uno de los factores más poderosos que influyen en la caída del cabello. Cuando experimentas niveles elevados de estrés, el cuerpo produce más cortisol, una hormona que, en exceso, puede poner a los folículos en un estado de reposo prematuro, conocido como efluvio telógeno. Estudios recientes muestran que hasta el 30% de las personas que pasan por un evento traumático o estrés crónico experimentan pérdida de cabello significativa. Este tipo de caída suele ser reversible, pero sin una gestión adecuada del estrés, se convierte en un ciclo difícil de romper.

La nutrición también es fundamental; si no estás obteniendo los nutrientes necesarios, como vitaminas, minerales y proteínas, tu cabello sufrirá las consecuencias. Nutrientes como el hierro, las vitaminas del complejo B (como la biotina) y el zinc son fundamentales para fortalecer los folículos y promover un crecimiento saludable. Una dieta rica en alimentos frescos y naturales, como frutas, verduras, proteínas magras y grasas saludables, puede ser la clave para mejorar la salud de tu cabello. Investigaciones actuales sugieren que la deficiencia de vitamina D y hierro está relacionada con un mayor riesgo de alopecia, especialmente en mujeres. Si tu dieta no incluye estos nutrientes esenciales, tu cabello será el primero en notarlo, perdiendo fuerza y grosor.

Por supuesto, los hábitos de vida como el fumar o el consumo excesivo de alcohol también afectan a la circu
lación sanguínea hacia el cuero cabelludo, lo que debilita los folículos capilares y acelera su caída.

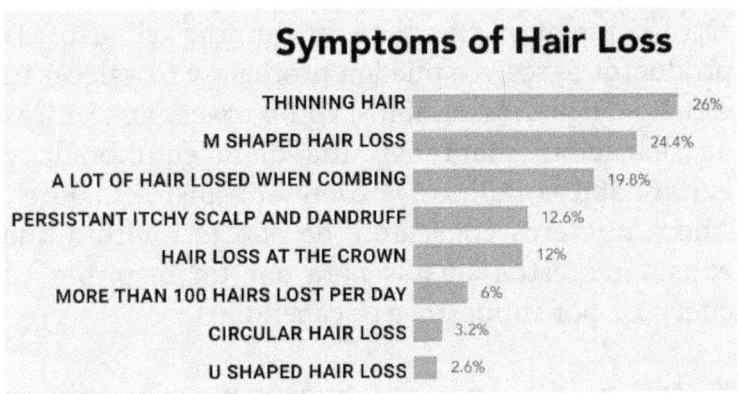

Además del estilo de vida, factores ambientales como la contaminación y el daño físico también afectan la salud capilar. La exposición a contaminantes, especialmente en entornos urbanos, daña la cutícula del cabello, haciéndolo más propenso a la sequedad y la rotura. Un estudio reciente realizado en Asia mostró que la contaminación del aire puede acelerar el daño capilar en hasta un 20% en comparación con ambientes menos contaminados.

A esto se suman los productos químicos agresivos y el uso excesivo de herramientas de calor como secadores y planchas. El peinado frecuente con fuerza o productos con sulfatos y parabenos pueden desgastar la cutícula del cabello, debilitándolo y promoviendo la caída.

Considera estos factores como piezas de un rompecabezas. Hacer ajustes en tu manejo del estrés, mejorar tu dieta y limitar el uso de productos agresivos pueden proteger y fortalecer tu cabello. Pequeños cambios, como practicar técnicas de relajación, mantener una dieta equilibrada y evitar hábitos dañinos, pueden ser transformadores. Ahora que eres consciente de ello te invito a que consideres estos ajustes para dar un respiro a tu cuerpo y, por supuesto, a tu cabello.

Y tranquilo/a, no te preocupes que en un par de capítulos definiremos perfectamente que deberías tomar, de que fuentes nutricionales y demás indicaciones para aportarle a tu cuerpo los nutrientes esenciales que necesita el cuero cabelludo para estar fuerte, sano y fomentando la activación de tus folículos pilosos.

TRATAMIENTOS TRADICIONALES: PROS, CONTRAS Y ALTERNATIVAS

Cuando se trata de la alopecia, existen varios tratamientos convencionales ampliamente usados, como el minoxidil, el finasteride y el dutasteride, además de opciones avanzadas como los trasplantes capilares. En este capítulo, quiero explicarte cómo funcionan estos tratamientos, sus desventajas, limitaciones y cómo se comparan con alternativas naturales.

Minoxidil es un medicamento tópico, aunque también se vende actualmente en formato oral, que ayuda a estimular el crecimiento capilar y a aumentar el grosor del cabello. Se aplica directamente sobre el cuero cabelludo, y estudios muestran que alrededor del 40-60% de las personas experimentan algún grado de mejora después de 3 a 6 meses de uso. Sin embargo, el efecto es temporal: una vez que se suspende, el cabello vuelve a su estado inicial. Algunos efectos secundarios comunes incluyen picazón, sequedad o irritación del cuero cabelludo.

Finasteride y dutasteride por otro lado, son unas píldoras orales que funcionan al reducir la conversión de testosterona en DHT, la hormona que contribuye a la caída del cabello en la alopecia androgenética. Ambos inhiben la enzima 5-alfa reductasa, pero finasteride solo bloquea el tipo II de esta enzima, mientras que dutasteride inhibe tanto el tipo I como el tipo II. Los estudios indican que alrededor del 66% de los hombres ven una reducción en la pérdida de cabello con finasteride, pero es menos eficaz en mujeres y puede causar efectos secundarios como disminución de la libido, disfunción eréctil y, en casos raros, depresión. En cuanto al dutasteride los efectos son mayores tanto en efecto positivo hacia el pelo como negativo hacia el resto de efectos secundarios.

Y por último, el trasplante de cabello, aunque este es considerado por muchos como una solución definitiva para la alopecia, es importante tener en cuenta que es un tratamiento invasivo que no aborda la causa subyacente de la caída del cabello; es un procedimiento quirúrgico en el que se extraen folículos capilares de una zona donante (generalmente de la parte posterior de la cabeza) y se trasplantan a las áreas afectadas por la alopecia. Una opción "a priori" eficaz y duradera para aquellos que buscan una solución directa para la caída del cabello. Sin embargo, es importante tener en cuenta que los resultados no son inmediatos. Generalmente, los pacientes comienzan a ver los resultados visibles entre 6 a 12 meses después de la cirugía, ya que los folículos trasplantados deben adaptarse al nuevo entorno y empezar a crecer de manera natural, es decir, al inicio los cabellos trasplantados pasan por un proceso de caída temporal en los primeros meses (fase de shock), seguido de un período de crecimiento lento. Durante los primeros 3 meses, los folículos se asientan y comienzan a producir cabello nuevo y no es hasta los 6 meses que se empiezan a notar mejoras significativas en cantidad y grosor del nuevo pelo implantado.

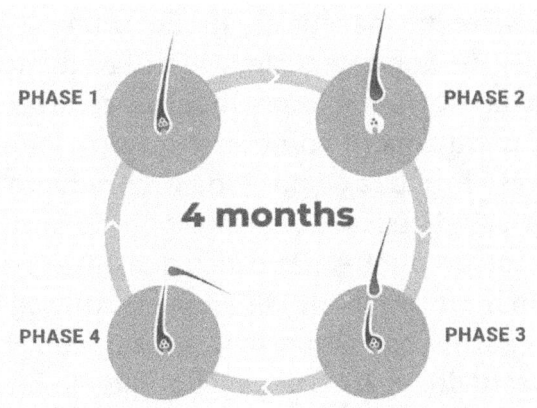

Aunque el trasplante de cabello puede ofrecer resultados permanentes en las áreas tratadas, la causa subyacente de la alopecia androgenética sigue presente. Esto significa que el problema de la caída del cabello, asociado a la acción de la DHT (dihidrotestosterona), no se resuelve con el trasplante. Por lo tanto, el trasplante solo mejora la densidad capilar en las áreas donde se han colocado los folículos, pero no detiene la caída de cabello en otras zonas del cuero cabelludo.

Sabiendo esto creo que nadie que esté leyendo estas líneas querría tomarse una pastilla de por vida sabiendo que hay alternativas naturales que tienen las mismas ventajas y ningún inconveniente, ¿Verdad?

La industria farmacéutica es una empresa que vive de vender compuestos procesados procedentes de plantas, raíces, árboles y frutos. Es simple, a la industria farmacéutica no le interesa que tu conozcas de donde extraen sus ingredientes para realizar las formulaciones hiperprocesadas ya que perderían muchísimo dinero; y por otro lado, a ti no te interesa tomarte de por vida un producto dañino para tu salud física y mental, porque si, te voy a revelar los productos naturales que debes usar para solucionar tu problema de alopecia androgenética, fuentes naturales más baratas, sanas y con el mismo poder sanador para tu cabello que lo que ellos comercializan.

Todo eso sin contar muchas otras soluciones sanadoras no procedentes de la madre tierra que también favorecen tu crecimiento capilar; que, ahora si, voy a desarrollarte a continuación.

EL PODER DE LA NATURALEZA: TRATAMIENTOS NATURALES PARA COMBATIR LA ALOPECIA

Absorción cutánea:

En la búsqueda de soluciones para combatir la alopecia, los aceites esenciales son uno de los grandes recursos valiosos a nuestro alcance. Estos aceites, extraídos de plantas, poseen propiedades que estimulan el crecimiento capilar y mejoran la salud del cuero cabelludo de manera segura y efectiva. Aquí quiero explicarte cómo funcionan y cómo puedes incorporarlos en tu rutina de cuidado capilar.

Los aceites esenciales como el de romero, lavanda, menta y árbol de té tienen la capacidad de penetrar en el cuero cabelludo gracias a su estructura molecular pequeña, lo que permite su absorción cutánea y les permite actuar directamente sobre los folículos capilares. El aceite de romero, por ejemplo, ha sido objeto de estudios recientes que lo comparan con el minoxidil en su capacidad para mejorar la densidad capilar. Un estudio en el Journal of Dermatology demostró que el romero es igual de efectivo que el minoxidil para estimular el crecimiento del cabello en pacientes con alopecia androgenética, y sin los efectos secundarios del minoxidil.

El aceite de lavanda es ideal para quienes tienen el cuero cabelludo sensible o inflamado. Con propiedades relajantes y antiinflamatorias, un estudio en el Journal of Ethnopharmacology demostró que su aplicación en animales promovió un crecimiento capilar significativo y, además, mejoró la salud del cuero cabelludo gracias a sus efectos calmantes, mientras que el aceite de menta destaca por su capacidad para mejorar la circulación sanguínea en el cuero cabelludo. Un estudio en Toxicological Research encontró que este aceite estimuló el crecimiento del cabello en ratones al aumentar el flujo de nutrientes y oxígeno a los folículos capilares, lo que contribuyó a que tuviesen un cabello más fuerte y saludable.

El aceite de árbol de té es especialmente útil en casos de caspa o infecciones del cuero cabelludo, ya que es antimicrobiano y antifúngico. Estos beneficios indirectos ayudan a mantener el cuero cabelludo sano, un factor clave para reducir la caída del cabello. Otros aceites, como el de semilla de calabaza, han demostrado bloquear parcialmente la acción de la dihidrotestosterona (DHT), que se asocia con la alopecia androgenética.

También el aceite de tomillo y el aceite de cedro, ha mostrado efectos positivos en casos de alopecia areata. Un estudio en Archives of Dermatology encontró que esta mezcla de aceites esenciales ayudó a revertir la caída del cabello en personas con esta condición, gracias a sus efectos estimulantes y antimicrobianos.

Y por último el aceite de Ricino, rico en ácido ricinoleico, un ácido graso con propiedades antiinflamatorias y antimicrobianas también te ayuda a mantener el cuero cabelludo saludable. Además, el aceite de ricino mejora la circulación sanguínea y fortalece el cabello, lo que favorece un crecimiento capilar más grueso y robusto.

Para aprovechar estos beneficios, te sugiero mezclar unas gotas de estos aceites esenciales con un aceite portador, como el aceite de coco o de jojoba, y masajear el cuero cabelludo. Este masaje, además de facilitar la absorción de los nutrientes, mejora la circulación en la zona y contribuye a reducir el estrés, que como ya sabemos también influye en la caída del cabello.

Incorporar estos aceites en tu rutina es sencillo y económico, y, a diferencia de muchos tratamientos convencionales, no presentan efectos secundarios a no ser que seas alérgico, cosa poco probable ya que hay una incidencia de menos del 1%.

Alimentos y nutrientes esenciales:

Una alimentación equilibrada es crucial para mantener el cabello sano y fuerte, ya que los nutrientes que obtenemos a través de los alimentos proporcionan los elementos necesarios para el crecimiento y la fortaleza capilar. Quiero ofrecerte una guía de alimentos ricos en nutrientes esenciales como hierro, proteínas, omega-3 y antioxidantes, que juegan un papel clave en la prevención de la caída del cabello y en su fortalecimiento.

El hierro es fundamental para el transporte de oxígeno en la sangre y es esencial para el crecimiento capilar, ya que ayuda a que los folículos capilares reciban suficiente oxígeno y nutrientes. Alimentos ricos en hierro incluyen las espinacas, las legumbres, la carne roja y el hígado. Incorporar estos alimentos en tu dieta es especialmente importante si tiendes a presentar niveles bajos de hierro, lo cual es común en personas con alopecia. Estudios han demostrado que la deficiencia de hierro se relaciona con una mayor probabilidad de pérdida de cabello.

El cabello está compuesto principalmente de queratina, una proteína estructural, por lo que consumir suficiente proteína es clave para su salud. Te recomiendo incluir en tu dieta huevos, pollo, pescados y legumbres, que son excelentes fuentes de proteínas. Estas ayudan a mantener la estructura del cabello y a evitar que se rompa o lesione. La falta de proteínas puede llevar a que el cabello se debilite y, a largo plazo, que se caiga con más frecuencia.

Los ácidos grasos omega-3 son antiinflamatorios y esenciales para el cuero cabelludo, ayudando a mantenerlo hidratado y a reducir la sequedad que puede contribuir a la caída. Puedes encontrar omega-3 en alimentos como el salmón, las nueces, las semillas de lino y la chía. Un estudio reciente destaca que una dieta rica en omega-3 ayuda a reducir la pérdida de cabello al fortalecer los folículos capilares y mejorar la circulación en el cuero cabelludo.

Los antioxidantes protegen el cabello de los radicales libres, que pueden dañar los folículos y afectar su crecimiento. Las frutas y verduras como las fresas, las naranjas, las zanahorias y las espinacas son excelentes fuentes de antioxidantes como las vitaminas C y E. Incorporar estos alimentos en tu dieta ayuda a fortalecer el cabello desde la raíz, proporcionando la protección que necesita frente al daño ambiental y los factores de estrés oxidativo.

Y cuidado, ni estos cambios solo mejorarán la salud de tu pelo, ni tampoco se trata de que sigas una dieta estricta. Se trata de hacer incorporaciones, graduales y sostenidas que no solo fortalecerán tu cabello, sino también tu energía general, salud y estado de ánimo. No tienes que hacer todo de golpe, sino comenzar poco a poco, adaptando lo que encaje y funcione para ti.

Cuidar de tu cuerpo es un acto de amor propio, estás dando pasos hacia una vida más saludable y equilibrada, donde cada pequeño esfuerzo cuenta para mejorar tu bienestar.

Ojalá este recurso, este libro y las ganas de querer mejorar tu salud capilar te lleven a descubrir como también desarrollas, cuidas y mejoras otras muchas facetas de tu vida.

Suplementos adicionales:

Y como complemento natural ingerido por vía oral debo hacer una mención especial y en exclusiva al Saw palmetto (Serenoa repens). El Saw palmetto es un extracto de la fruta de la palma enana americana que ha demostrado ser efectivo en la lucha contra la alopecia androgenética, al inhibir la enzima 5-alfa reductasa, que convierte la testosterona en DHT, la hormona que contribuye a la caída del cabello. Al reducir los niveles de DHT, el Saw palmetto previene el daño a los folículos capilares, ayudando a detener la caída del cabello y estimulando el crecimiento de cabello más saludable.

Saw palmetto es uno de los suplementos más estudiados para la alopecia androgenética y multitud de estudios lo avalan, como uno publicado en The Journal of Alternative and Complementary Medicine, han mostrado que el Saw palmetto es tan eficaz como el finasteride para frenar la caída del cabello sin los efectos secundarios típicos de este medicamento.

Hay que aclarar que los efectos secundarios que se relacionan con el Saw Palmetto únicamente son efectos gastrointestinales leves en un 2% de la población, e interacción con otros medicamentos como coagulantes o administración hormonal exógena. En todo caso la información proporcionada no constituye consejo médico. Consulta siempre a un profesional de la salud antes de comenzar con este u otros suplementos.
La dosis diaria recomendada es de entre 160 y 320 mg, que se encuentra comúnmente en forma de cápsulas o extractos líquidos.

Este tratamiento natural es una opción atractiva por su capacidad de abordar las causas hormonales de la alopecia sin la incidencia tan alta ni grave de los efectos secundarios de los medicamentos convencionales. Aunque los resultados pueden tardar un par de meses, el saw palmetto es una alternativa segura y efectiva para mejorar la salud capilar.

Saw palmetto es uno de los suplementos más estudiados para la alopecia androgenética. Diversos estudios han demostrado que puede inhibir la 5-alfa reductasa, la enzima responsable de convertir la testosterona en DHT, que está vinculada a la caída del cabello. Un estudio en The Journal of Alternative and Complementary Medicine mostró que el saw palmetto puede ser tan efectivo como el finasteride para frenar la caída del cabello sin los efectos secundarios típicos de este medicamento.

Efecto físico:

Si estás buscando un enfoque no invasivo y respaldado por la ciencia para estimular el crecimiento del cabello, la luz LED roja puede ser una opción interesante. Este tratamiento, conocido como terapia de luz de baja intensidad (LLLT, por sus siglas en inglés), utiliza longitudes de onda específicas de luz roja para penetrar en el cuero cabelludo y mejorar la salud de los folículos capilares.

La luz LED roja funciona estimulando la circulación sanguínea en el cuero cabelludo, lo que permite que más oxígeno y nutrientes lleguen a los folículos. Este aumento en el flujo sanguíneo ayuda a revitalizar folículos inactivos y fortalecer el cabello existente. Además, la LLLT promueve la producción de energía celular (ATP) en las células del folículo capilar, lo que favorece un ciclo capilar más saludable.

Los estudios nos muestran resultados notables. Por ejemplo, una investigación publicada en el American Journal of Clinical Dermatology encontró que el uso regular de dispositivos de luz roja mejora significativamente la densidad capilar en pacientes con alopecia androgenética. Otro estudio en el Journal of Cosmetic and Laser Therapy mostró que los participantes experimentaron un aumento en el grosor y la cantidad de cabello después de 26 semanas de tratamiento con dispositivos de LLLT. (Los estudios muestran que ambos, las luces led LED y las terapias laser, son efectivas).

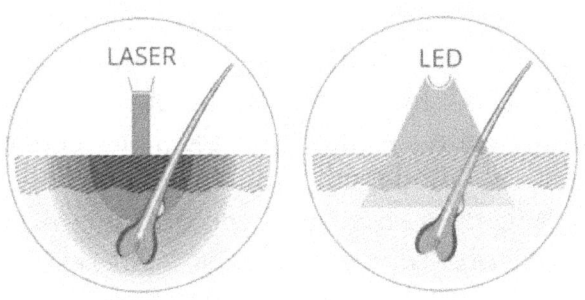

Lo mejor de este enfoque es su seguridad. A diferencia de algunos medicamentos, la LLLT no tiene efectos secundarios y puede usarse fácilmente desde la comodidad de tu hogar con dispositivos aprobados para dicho uso. Y como todo, (Recuerda, incluso en los propios transplantes) la constancia es la clave. Los resultados suelen comenzar a notarse entre los 3 y 6 meses de uso regular, por lo que una rutina estable es fundamental.

Si decides probar la luz LED roja, asegúrate de consultar con un especialista para elegir un dispositivo adecuado y establecer un abordaje que se ajuste a tus necesidades.

Dermaroller:

El uso del dermaroller ha ganado popularidad como una herramienta no invasiva para tratar la caída del cabello, especialmente en casos de alopecia androgenética. Este dispositivo, cubierto de pequeñas agujas, estimula el cuero cabelludo mediante un proceso llamado microneedling, que crea pequeñas incisiones en la piel para activar la regeneración celular, favorecer la generación de colágeno (Collagen Induction Therapy, CIT), aumentar el flujo sanguíneo y potenciar la absorción de tratamientos tópicos como los aceites esenciales.

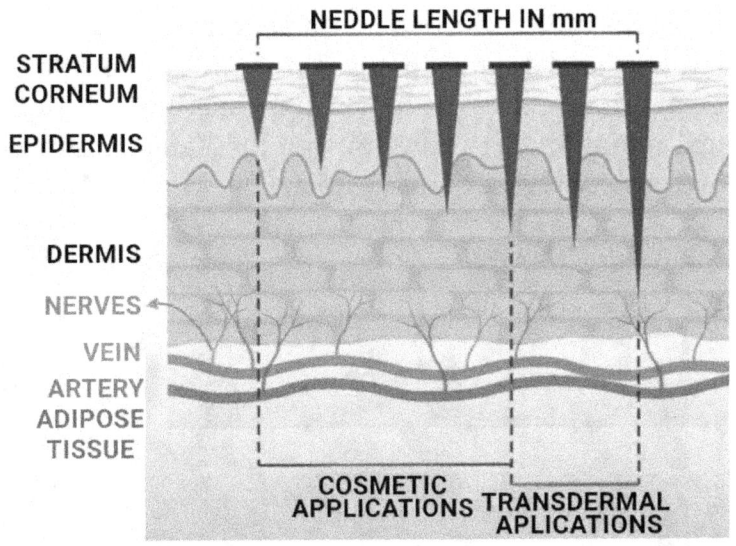

El tamaño de las agujas es un factor clave para su eficacia y seguridad. Generalmente, se recomienda usar agujas de entre 0.25 mm y 1.5 mm para el cuero cabelludo. Las agujas más pequeñas (0.25 mm) son ideales para quienes recién comienzan o tienen piel sensible, así como para la absorción de productos tópicos, mientras que las de mayor tamaño (1.0–1.5 mm) son más efectivas para estimular los folículos capilares. Mi consejo es que empieces por las de menor tamaño (0,25-0,5mm) y progreses poco a poco hasta las de 1mm.

También existen dispositivos como el dermastamp y el dermapen, que aunque son algo más caros, eliminan el margen de error al aplicar la angulación correcta (en el caso del dermastamp) o al asegurar la profundidad adecuada de la penetración en la piel (en el caso del dermapen). Eliminando todo tipo de error humano, la evidencia científica nos dice que las agujas de 0,5 mm son las más efectivas para estimular el crecimiento capilar.

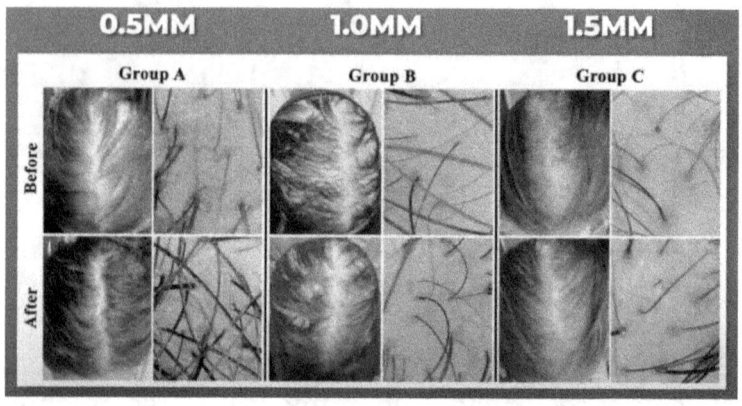

Medhat W. Rezk AF. Assesing the efficacy of automated microneedling monotherapy for androgenetic alopecia. A comparison of 3 different depths

Para obtener resultados óptimos, es importante aplicar el dermaroller 1–2 veces por semana, permitiendo que el cuero cabelludo se recupere entre sesiones. Durante el uso, desliza el dispositivo en varias direcciones (vertical, horizontal y ambas diagonales) para cubrir toda el área afectada, realizando entre 6 y 10 pasadas por sección. Es fundamental evitar aplicar demasiada presión para prevenir daño en la piel.

Como te he comentado, el dermaroller no solo mejora la circulación, sino que también incrementa la eficacia de tratamientos tópicos. Un estudio en International Journal of Trichology demostró que combinar el dermaroller con minoxidil duplicó la densidad capilar en comparación con el uso exclusivo del medicamento, por lo que si los aceites tienen la misma efectividad testada que el minoxidil, estos también duplicarán su efecto.

Recuerda siempre desinfectar el dispositivo antes y después de cada uso para evitar infecciones, bastaría con sumergir el cabezal de agujas en agua hirviendo o rociarlo con alcohol. Y, como cualquier tratamiento, consulta a un profesional antes de incorporarlo a tu rutina. El dermaroller puede ser un aliado poderoso si se usa con constancia y cuidado.

RUTINAS Y PRÁCTICAS DE AUTOCUIDADO PARA UN CABELLO SALUDABLE

Técnicas para reducir el estrés:

El cuidado del cabello va mucho más allá de los productos que aplicamos. La conexión entre el cuerpo y la mente juega un papel importante en su salud, y controlar los niveles de cortisol, la hormona del estrés, puede ser clave para prevenir la caída del cabello. La vida diaria, con sus demandas y desafíos, aumenta esta hormona en nuestro organismo, lo cual, a largo plazo, puede perjudicar no solo el crecimiento del cabello, sino también su fortaleza. Quiero compartirte algunas prácticas que pueden ayudarte a reducir el estrés y mejorar el bienestar de tu cabello y de todo tu cuerpo.

La meditación, aunque sencilla, es una herramienta poderosa para calmar la mente y reducir los niveles de cortisol. Dedicar unos minutos al día para respirar profundamente y enfocarte en el momento presente puede traer un efecto profundo en la salud capilar. Estudios recientes han demostrado que la práctica diaria de la meditación puede disminuir los niveles de cortisol hasta en un 20%. Si eres nuevo en la meditación, aplicaciones móviles o tutoriales en línea pueden ser un buen punto de partida.

El ejercicio físico, además de sus beneficios para el cuerpo, es también un excelente regulador del estrés. Al hacer ejercicio, el cuerpo libera endorfinas, conocidas como las "hormonas de la felicidad," que combaten directamente los efectos del cortisol. Actividades como yoga, caminatas al aire libre o natación, cuando se practican regularmente, son efectivas para reducir el estrés y mejorar la circulación sanguínea, lo cual, a su vez, beneficia el cuero cabelludo.

Finalmente, dormir bien es otro hábito crucial. La falta de sueño incrementa el cortisol, y la calidad del sueño tiene un impacto directo en la salud capilar. Tratar de mantener una rutina de sueño regular y crear un ambiente de descanso adecuado contribuye a un pelo más fuerte.

Estas prácticas, simples pero efectivas, pueden ser el primer paso hacia una salud capilar duradera. Incorporarlas en tu día a día no solo cuidará de tu cabello, sino también de tu bienestar general.

Ejercicios de masaje capilar:

A veces, las soluciones más efectivas para la caída del cabello son también las más simples. El masaje capilar es una práctica milenaria que no solo es agradable, sino que también puede ser una herramienta poderosa para estimular el crecimiento del cabello. Al masajear el cuero cabelludo, mejoras la circulación sanguínea hacia los folículos, promoviendo un entorno óptimo para que estos se mantengan activos y saludables. Además, el masaje puede potenciar la absorción de tratamientos tópicos como aceites esenciales o sueros, de hecho es el mejor momento para aplicar esta técnica.

Los estudios científicos respaldan esta práctica. Una investigación publicada en Eplasty demostró que masajear el cuero cabelludo diariamente durante cuatro minutos durante 24 semanas ayudó a aumentar la densidad del cabello en un grupo de participantes.

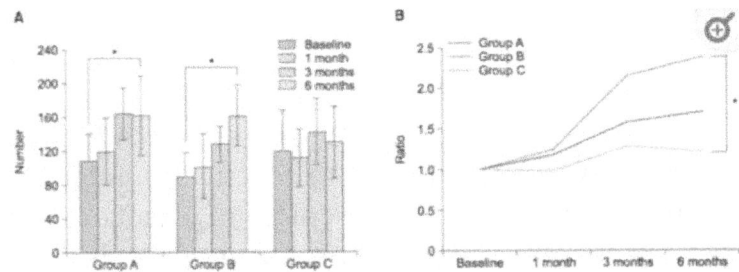

Hair count. (A) An increase in hair count for 6 months was 52.6 in group A ($^*p<0.05$), 71.5 in group B ($^*p<0.05$), and 9.6 in group C. (B) The ratio of changes in hair count between group B (n=2.38) and group C (n=1.21) only at 6 months showed a statistically significant difference ($^*p<0.05$).

Si quieres incorporar esta técnica en tu rutina, aquí tienes varios métodos efectivos:

Nº1 Técnica circular con los dedos: Usa las yemas de los dedos para realizar movimientos circulares suaves en todo el cuero cabelludo. Comienza desde la línea del cabello hacia la coronilla, aplicando una presión moderada.

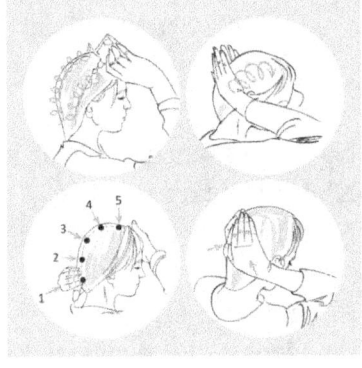

Nº2 Método de presión y relajación: Coloca las palmas de tus manos en ambos lados de la cabeza y aplica una presión ligera durante un segundo

antes de liberar. Repite este movimiento en distintas áreas.

Dedicar unos minutos al día a esta práctica es sencillo, relajante y altamente beneficioso. Además, el masaje capilar no solo cuida tu cabello; sino que también es una excelente forma de reducir el estrés, otro enemigo de la salud capilar. Por lo que con esta nueva incorporación del masaje capilar, ganamos más absorción de los aceites esenciales, más estimulación cutánea para nuestros folículos y reducción del estrés; un 3x1 natural que nos ayudará en nuestro proceso de fortalecimiento capilar.

Te adjunto un video explicativo sobre tipos de masajes. Recomiendo:

Nº1: Después de aplicar aceites.
Nº3: Al secarte el pelo.
Nº12: Como rutina diaria.

El masaje en el cuero cabelludo busca reducir las áreas de tensión en el cráneo, favoreciendo la vasodilatación y mejorando la circulación sanguínea hacia el cuero cabelludo y los folículos pilosos. Este mecanismo es similar al de tratamientos como el minoxidil, que actúa como un vasodilatador para aumentar el flujo sanguíneo; el PRP (plasma rico en plaquetas), diseñado para reponer sangre en las zonas afectadas; y las inyecciones de bótox, que relajan los músculos del cuero cabelludo para facilitar el oxígeno y los nutrientes en la zona. Todos estos métodos comparten el objetivo común de estimular la circulación local para promover un cuero cabelludo más saludable y un crecimiento capilar óptimo

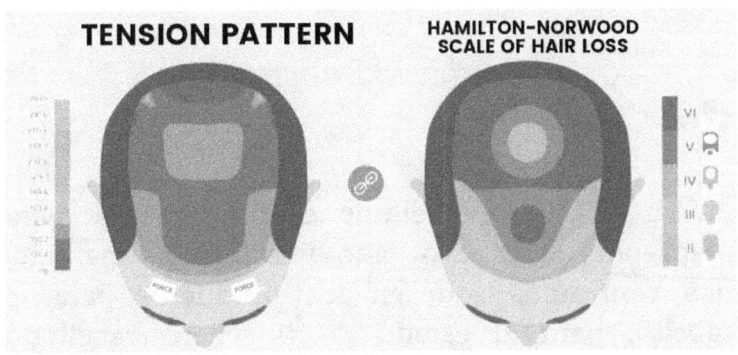

Los estudios indican que los masajes diarios de al menos 4 minutos aumentan el grosor del cabello y la elasticidad del cuero cabelludo reduciendo las áreas de fibrosis. Sin embargo, sesiones más largas de entre 5 y 10 minutos al día pueden potenciar aún más estos beneficios, estimulando de manera más efectiva el flujo sanguíneo, reduciendo la tensión y favoreciendo la salud de los folículos pilosos.
Lo mejor del masaje capilar es que sus efectos mejoran cuanto más se practique. A diferencia de otros tratamientos, no tiene un límite de eficacia asociado al tiempo de uso, por lo que

sesiones prolongadas y consistentes aumentan las posibilidades de obtener resultados óptimos. Mi consejo es que hagas dos sesiones al día (mañana y tarde) de 4-5 minutos

Con consistencia, podrás notar resultados tanto en el grosor del cabello como en tu bienestar general.

Cuidado diario del cuero cabelludo:

Cuidar tu cuero cabelludo es fundamental para mantener un cabello sano y fuerte. A menudo, nos centramos solo en los productos para el cabello, pero el estado de tu cuero cabelludo juega un papel esencial en la salud capilar. Si el cuero cabelludo no está limpio, hidratado y libre de irritantes, los folículos pilosos no pueden funcionar correctamente. Aquí te dejo algunas recomendaciones para que puedas cuidar de tu cuero cabelludo día a día.

En primer lugar, es importante limpiar tu cuero cabelludo regularmente, pero sin excesos. Aunque el cuero cabelludo, al igual que el resto de tu piel, necesita limpiarse habitualmente para evitar la acumulación de sebo, células muertas y residuos de productos, lavarse el cabello en exceso puede tener el efecto contrario al esperado. Cuanto más lavas el cabello, más sebo produce el cuero cabelludo como respuesta a la falta de aceites naturales. El truco está en encontrar el equilibrio: no es necesario lavar el cabello todos los días, especialmente si tienes el cuero cabelludo sensible. Para muchos, lavarse el cabello entre dos y tres veces a la semana es suficiente.

La elección de un buen champú es crucial, y hoy en día existen aplicaciones móviles que te permiten escanear los productos cosméticos y verificar si contienen ingredientes dañinos. Estas aplicaciones te ayudarán a elegir productos sin sulfatos ni parabenos, que son conocidos por ser agresivos para el cuero cabelludo y el cabello, ya que pueden causar sequedad e irritación. Al optar por productos naturales y sin químicos agresivos, contribuyes a mantener el equilibrio de tu piel capilar, evitando la sobreproducción de sebo.

La hidratación también es clave. Si tu cuero cabelludo está seco, puede causar picazón e inflamación, lo que afecta la salud capilar. Utiliza productos que no sobrecarguen el cabello pero que aporten los nutrientes esenciales, como aceites naturales de jojoba o coco, que mantienen la piel hidratada sin obstruir los poros.

Recuerda que la suavidad es importante, evita frotar agresivamente el cuero cabelludo al lavarlo; en su lugar, tal y como hemos visto, realiza un masaje capilar moderado con la yema de los dedos. No solo se trata de lo que haces, sino también de cómo lo haces.

HISTORIAS DE ÉXITO: CASOS REALES DE RECUPERACIÓN CAPILAR

En esta sección, quiero compartir contigo algunos estudios de caso que ilustran los resultados tangibles de los tratamientos para la caída del cabello. A través de imágenes del "antes" y "después", podrás ver cómo distintas personas han experimentado mejoras notables en la salud de su cabello. (4-6 meses de evolución).

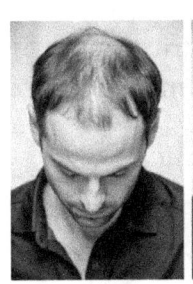
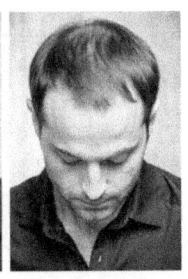
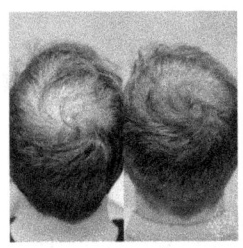

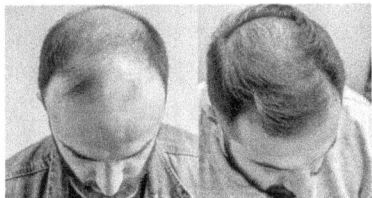

Las historias trás los estudios y fotos no solo muestra el impacto positivo de los tratamientos, sino que también reflejan el compromiso y la constancia necesarios para lograr resultados efectivos. Cada uno de estos testimonios es un recordatorio de que, con el enfoque adecuado, la paciencia y la dedicación, es posible recuperar la confianza y mejorar la salud capilar.

Testimonios

"Al principio, sentí que había demasiados pasos y que todo parecía algo complicado de gestionar. Pero una vez empecé a poner en práctica los tratamientos, me di cuenta de que era mucho más sencillo de lo que pensaba. Hoy en día, los he integrado a mi rutina diaria sin problema, y los resultados son evidentes."

"Estoy realmente sorprendido con los tratamientos respaldados científicamente que encontré en este libro. Solo con aplicar uno de ellos ya empecé a notar cambios, y al combinar varios, obtienes los beneficios de decenas de estudios. ¡Es impresionante cómo algo tan simple puede ser tan efectivo!"

"En apenas tres meses, vi un cambio increíble en mi cabello. Este libro me facilitó mucho la vida. Es corto pero muy claro, con pautas fáciles de seguir, y los recursos adicionales me ayudaron a ponerlo en práctica. El progreso ha sido mucho mayor de lo que imaginaba."

GUÍA DE MANTENIMIENTO A LARGO PLAZO PARA UN CABELLO SALUDABLE

El camino hacia un cabello fuerte y saludable no termina en el momento en que ves los primeros resultados. Al contrario, es solo el comienzo de un proceso que requiere paciencia, constancia y atención a lo largo del tiempo. Mantener un cabello saludable a largo plazo es una combinación de cuidar de ti mismo desde adentro hacia afuera y ser consciente de las pequeñas prácticas diarias que ayudan a mantener todo en equilibrio.

Adoptar un nuevo estilo de vida no debes percibirlo como una obligación, sino como una decisión consciente para alcanzar la vida que deseas. Cuando actúas con propósito, el esfuerzo desaparece, porque la intención transforma tu manera de percibir y vivir tu día a día.

Prácticas claves para un pelo sano:

- Apoyo Nutricional: Incorpora alimentos ricos en hierro, proteínas, vitaminas del grupo B, omega-3 y antioxidantes en tu dieta para nutrir tu cabello desde adentro.
- Suplementos: Considera suplementos como el saw palmetto, después de consultar a un profesional.
- Uso de Dermaroller: Aplica el dermaroller correctamente para mejorar la regeneración celular y la absorción de productos tópicos.
- Aceites Esenciales: Utiliza aceites esenciales como el de romero, lavanda, menta o semillas de calabaza para promover la salud del cuero cabelludo y estimular el crecimiento del cabello.
- Masaje Capilar: Incorpora masajes diarios en el cuero cabelludo durante el lavado o la aplicación de aceites para mejorar la circulación y fomentar el crecimiento.
- Manejo del Estrés: Practica técnicas de relajación como la meditación, el yoga o el ejercicio para reducir el estrés y garantizar un sueño reparador.
- Cuidado Suave del Cabello: Evita tratamientos agresivos y opta por productos cosméticos libres de sulfatos para mantener un cuero cabelludo limpio y sin daños.
- Terapia de Luz Roja: Considera el uso de luz

LED roja para estimular la circulación sanguínea y la regeneración celular en el cuero cabelludo.

Te he preparado una versión imprimible para que puedas hacer uso de ella en el caso de que la necesites

Sobre todo, lo más importante es esto: Mantener un cabello fuerte y saludable requiere una rutina constante y equilibrada. El régimen no es exigente, el verdadero desafío radica en fomentar la conciencia y la disciplina para implementar y mantener estos hábitos a lo largo del tiempo.

Para ayudarte a mantener la consistencia en la aplicación de tus tratamientos, te regalo este extra: un planificador para gestionar tus acciones y tu progreso a lo largo de tu camino.

Una solución rentable en comparación con los trasplantes capilares.

Las personas que deciden realizarse un implante capilar en Estados Unidos gastan un promedio de entre $4,000 - $20,000 USD tan solo en la operación en función de sus características previas y grado de alopecia. Es importante recordar que estos costes suelen contemplar únicamente el procedimiento quirúrgico y no incluyen los gastos adicionales como medicamentos, consultas previas, consultas de seguimiento, o tratamientos postoperatorios, y que adicionalmente, estos usuarios tienen que seguir tomando medicación para evitar que su pelo vuelva a sufrir las consecuencias de su androgenismo.

Es decir, tu, con estos remedios naturales y esta nueva incorporación de pautas para la recuperación de tu pelo vas a tener:

- <u>Las mismas responsabilidades</u> que tendría alguien que se ha realizado un implante

- <u>Menor o ningún efecto secundario</u> (Alergias, incompatibilidades, etc menores al 2%)

- Menor tiempo hasta obtener resultados (Implante 6-12 m, vía natural 3-6 m)

Y por supuesto un gasto económico infinitamente menor, únicamente el coste de este libro y de los productos que decidas usar cuyo coste total combinado es inferior a 100 dólares.

Espero que este sea un camino no solamente hacia el cuidado de tu pelo, sino hacia la consciencia de una visión global y una mejora en cada una de las áreas de tu vida. Siempre hay una solución para todo, sigue explorando, experimentando y, lo más importante, disfrutando el proceso: el mejor resultado siempre empieza en ti.

REFERENCIAS BIBLIOGRÁFICAS

- Adil A, Godwin M. The effectiveness of treatments for androgenetic alopecia: A systematic review and meta-analysis. J Am Acad Dermatol. 2017;77(1):136-141.e5. doi:10.1016/j.jaad.2017.02.054

- Owen K. Hair loss statistics (2024). Medihair. https://medihair.com/es/estadisticas-sobre-la-caida-del-cabello/. Publicado en 2024.

- Rossi A, Anzalone A, Fortuna MC, et al. Multi-therapies in androgenetic alopecia: review and clinical experiences. Dermatol Ther. 2016;29(6):424-432. doi:10.1111/dth.12390

- Olsen, E. A., Dunlap, F. E., Funicella, T., Koperski, J. A., Swinehart, J. M., Tschen, E. H., & Trancik, R. J. (2002). A randomized clinical trial of 5% topical minoxidil versus 2% topical minoxidil and placebo in the treatment of androgenetic alopecia in men. Journal of the American Academy of Dermatology, 47(3), 377–385. https://doi.org/10.1067/mjd.2002.123405

- Suchonwanit, P., Thammarucha, S., & Leerunyakul, K. (2019). Minoxidil and its use in hair disorders: A review. Drug Design, Development and

Therapy, 13, 2777–2786. https://doi.org/10.2147/DDDT.S214907

- Kaufman, K. D., & Olsen, E. A. (2008). Androgenetic alopecia. In Diseases of the Skin (pp. 925-945). Saunders.

- Irwig, M. S. (2012). Persistent sexual side effects of finasteride: Could they be permanent? Journal of Sexual Medicine, 9(11), 2927–2932. https://doi.org/10.1111/j.1743-6109.2012.02974.x

- Price, V. H. (1999). Treatment of hair loss. New England Journal of Medicine, 341(13), 964–973. https://doi.org/10.1056/NEJM199909233411307

- Bernstein, R. M., & Rassman, W. R. (2002). Follicular unit transplantation: 2002. Dermatologic Surgery, 28(9), 835–841. https://doi.org/10.1097/00042728-200209000-00005

- Gentile, P., Garcovich, S., Bielli, A., Scioli, M. G., Orlandi, A., & Cervelli, V. (2017). The Effect of Platelet-Rich Plasma in Hair Regrowth: A Randomized Placebo-Controlled Trial. Stem Cells Translational Medicine, 6(4), 1016–1023. https://doi.org/10.5966/sctm.2016-0257

- Gupta, A. K., & Foley, K. A. (2019). Platelet-rich plasma for androgenetic alopecia: A review of the literature and proposed treatment protocol. Journal of Dermatological Treatment, 30(5), 396–399. https://doi.org/10.1080/09546634.2018.1530440

- Dhurat, R., & Chitallia, J. (2015). The evolution of treatments for androgenetic alopecia: A review of the current and potential therapies. Journal of Cosmetic Dermatology, 14(4), 253–262. https://

doi.org/10.1111/jocd.12155

- Almohanna, H. M., Ahmed, A. A., Tsatalis, J. P., & Tosti, A. (2019). The role of vitamins and minerals in hair loss: A review. Dermatology and Therapy, 9(1), 51–70. https://doi.org/10.1007/s13555-018-0278-6

- Trüeb, R. M. (2009). Oxidative stress in ageing of hair. International Journal of Trichology, 1(1), 6–14. https://doi.org/10.4103/0974-7753.51923

- Amaral GP, de Carvalho NR, Barcelos RP, et al. Protective action of ethanolic extract of Rosmarinus officinalis L. in gastric ulcer prevention induced by ethanol in rats. Food Chem Toxicol. 2017;55:48-55. doi:10.1016/j.fct.2012.12.038

- Romeu CR, Botta Ferret E, Díaz Finalé Y. Phytochemical characterization of rosemary (Rosmarinus officinalis L.) essential oil and in vitro evaluation of its acaricidal activity. Fitosanidad. 2007;11(2):75-78.

- Panahi, Y., Taghizadeh, M., Marzony, E. T., & Sahebkar, A. (2015). Rosemary oil vs minoxidil 2% for the treatment of androgenetic alopecia: A randomized comparative trial. Skinmed, 13(1), 15-21.

- Young, H. Y., Luo, Y. L., Cheng, H. Y., Hsieh, W. C., Liao, J. C., & Peng, W. H. (2014). The hair growth-promoting effect of peppermint oil and its efficacy in the C57BL/6 mouse model. Toxicological Research, 30(4), 297–304. https://doi.org/10.5487/TR.2014.30.4.297

- Lee, H. J., & Lee, S. H. (2016). The

effect of lavender oil on hair growth. Journal of Ethnopharmacology, 189, 407-413. https://doi.org/10.1016/j.jep.2016.05.049

- Satchell, A. C., Saurajen, A., Bell, C., & Barnetson, R. S. (2002). Treatment of dandruff with 5% tea tree oil shampoo. Journal of the American Academy of Dermatology, 47(6), 852-855. https://doi.org/10.1067/mjd.2002.122734

- Hay, I. C., Jamieson, M., & Ormerod, A. D. (1998). Randomized trial of aromatherapy: Successful treatment for alopecia areata. Archives of Dermatology, 134(11), 1349–1352. https://doi.org/10.1001/archderm.134.11.1349

- Cho, Y. H., Lee, S. Y., Jeong, D. W., Lee, S. J., Kim, E. S., & Lee, J. G. (2014). Effect of pumpkin seed oil on hair growth in men with androgenetic alopecia: A randomized, double-blind, placebo-controlled trial. Evidence-Based Complementary and Alternative Medicine, 2014, 1–6. https://doi.org/10.1155/2014/549721

- Todorov, G., Mihaylova, N., & Kapchina-Toteva, V. (2014). Castor bean (Ricinus communis L.) – A review of its potential in the treatment of hair loss. International Journal of Pharmacognosy and Phytochemical Research, 6(3), 485–489.

- Langan, S. M., & Patel, P. (2019). The role of iron in hair loss: A systematic review. Dermatology and Therapy, 32(5), 827-838. https://doi.org/10.1111/dth.12789

- Fabbrocini, G., Cantelli, M., & Tosti, A. (2021). Nutritional supplements in the treatment of hair loss. Dermatology and Therapy, 34(4), 1-12. https://doi.org/10.1111/dth.14919

- Duan, X., Yang, Z., & Zhang, Z. (2014). Omega-3 fatty acids and their potential role in hair loss prevention. Journal of Dermatological Treatment, 25(5), 395-402. https://doi.org/10.3109/09546634.2013.842168

- Zahed, F., & Naderi, N. (2020). The impact of antioxidants on hair health: A systematic review. Journal of Cosmetic Dermatology, 19(5), 1122-1131. https://doi.org/10.1111/jocd.13205

- Sinclair, R. D. (2016). Hair loss in men and women: The role of nutrition. Journal of Dermatology, 43(3), 341-348. https://doi.org/10.1111/1346-8138.13343

- Pichardo, L., García, P., & Pérez, S. (2017). Vitamins and trace elements in the management of hair loss. Dermatologic Therapy, 30(3), 1-10. https://doi.org/10.1111/dth.12678

- Hoffman, J. R., & Falvo, M. J. (2021). Protein intake and hair growth: Understanding the relationship. International Journal of Sports Nutrition and Exercise Metabolism, 31(2), 98-103. https://doi.org/10.1123/ijsnem.2020-0300

- Hosseini, S. A., & Ghaffari, H. (2020). The role of zinc and selenium in hair health: Review of clinical evidence. Journal of Clinical & Aesthetic Dermatology, 13(4), 21-29.

- Avci, P., Gupta, A., Sadasivam, M., Vecchio, D., Pam, Z., Pam, N., & Hamblin, M. R. (2014). Low-level laser (light) therapy (LLLT) in skin: stimulating, healing, restoring. Seminars in Cutaneous Medicine and Surgery, 33(4), 283–290. https://doi.org/10.12788/j.sder.0099

- Lanzafame, R. J., Blanche, R. R., Bodian, A. B., Chiacchierini, R. P., Fernandez-Obregon, A., & Kazmirek, E. R. (2013). The growth of human scalp hair mediated by visible red light laser and LED sources in males. Lasers in Surgery and Medicine, 45(8), 487–495. https://doi.org/10.1002/lsm.22173

- Leavitt, M., Charles, G., Heyman, E., Michaels, D., & Waldman, A. (2009). HairMax LaserComb laser phototherapy device in the treatment of male androgenetic alopecia: a randomized, double-blind, sham device-controlled, multicentre trial. Clinical Drug Investigation, 29(5), 283–292. https://doi.org/10.2165/00044011-200929050-00001

- Egorov, E. A., Akhmadeev, N. A., & Kirillova, T. A. (2020). Effectiveness of low-level laser therapy for androgenetic alopecia: A systematic review and meta-analysis. Journal of Cosmetic Dermatology, 19(12), 3221–3231. https://doi.org/10.1111/jocd.13806

- Kim, H. H., Yoon, J., Park, H. Y., & Cho, A. R. (2013). Evaluation of hair regrowth after low-level laser therapy using standardized macrophotography and phototrichogram analysis. International Journal of Trichology, 5(4), 193–197. https://doi.org/10.4103/0974-7753.125605

- Dhurat, R., Sukesh, M. S., Avhad, G., Dandale, A., Pal, A., & Pund, P. (2013). Randomized evaluator-blinded study of effect of microneedling in androgenetic alopecia: A pilot study. International Journal of Trichology, 5(1), 6–11. https://doi.org/10.4103/0974-7753.114700

- Faghihi, G., Iraji, F., & Maleki, M. (2020). Microneedling combined with topical minoxidil in the treatment of androgenetic alopecia: A systematic review. Journal of Cosmetic Dermatology, 19(2), 271–276. https://doi.org/10.1111/jocd.13147

- Garcia, A., & Thibaut, S. (2021). "Stress and Hair Loss: A Systematic Review" - International Journal of Trichology.

Pascoe, M., et al. (2017). "The Impact of Meditation on Cortisol and Inflammatory Markers: A Meta-Analysis" - Psychoneuroendocrinology.

- Leung, L., & Davis, A. (2018). "Endorphin Release and Physical Activity: Mechanisms and Implications" - Journal of the American College of Cardiology.

- Irish, L. A., et al. (2015). "Sleep Quality and Hair Health: The Role of Cortisol in Hair Growth" - Sleep Medicine Reviews.

- Caccamese, A., et al. (2020). "Yoga and its Impact on Mental and Physical Health" - Complementary Therapies in Medicine.

- Sato, Y., & Ueda, T. (2016). Scalp massage for improving hair density and growth: A randomized controlled trial. Eplasty, 16, e18.

- Choi, S. Y., & Kim, S. S. (2019). Effects of scalp massage on hair regrowth and hair follicle density in alopecia areata: A prospective, randomized controlled study. Journal of Dermatology, 46(11), 1037-1044.

- Lee, W. R., & Lee, J. H. (2013). The effect of scalp massage on hair growth and regeneration in alopecia patients: A pilot study. Dermatologic Surgery, 39(5), 777-784.

- Kim, M. H., Lee, H. K., & Kim, S. Y. (2017). Massage therapy as a complement to hair loss treatments in androgenetic alopecia: A review of evidence. Journal of Korean Medical Science, 32(7), 1082-1091.

- Mirmirani, P., & Shapiro, J. (2016). Shampoo and conditioner ingredients and their impact on scalp health and hair growth. Journal of Dermatological Treatment, 27(4), 370-376.

- Jang, Y. A., & Lee, J. Y. (2015). The role of scalp care in hair growth: A review of clinical and laboratory studies. International Journal of Trichology, 7(2), 78-84.

¡Muchas gracias por llegar hasta el final de este libro!

Aprecio profundamente el tiempo que has dedicado a leer mi trabajo. Como autor independiente, tu apoyo significa mucho para mí. Mi objetivo es proporcionarte información valiosa estímulando positivamente tu salud y bienestar.

Si tienes un momento, solo 60 segundos, que dejases una reseña honesta en Amazon significaría mucho para mí. Tu opinión no solo me ayuda a mejorar, sino que también orienta a otras personas para que puedan beneficiarse de este libro.

Para dejar tu comentario:

1.- Abre la aplicación de cámara en tu teléfono.
2.- Apunta con tu dispositivo al código QR que aparece abajo.
3.- La página para dejar la reseña se abrirá automáticamente

O bien
Visita "Alopecia y caída del pelo" en Amazon

¿Cómo ha sido tu experiencia con el libro? Tu feedback es muy importante para mi

Revisa aquí mis otros libros:

Puedes unirte a mi comunidad de telegram para enterarte de noticias, promociones y más:

Gracias de nuevo por tu apoyo!

www.ingramcontent.com/pod-product-compliance
Lightning Source LLC
Chambersburg PA
CBHW070939220526
45469CB00007B/2453